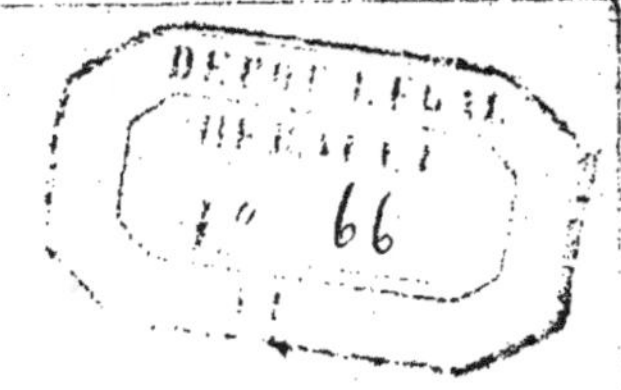

UN
INCIDENT MÉDICO-LÉGAL

NOTE COMMUNIQUÉE A L'ASSEMBLÉE GÉNÉRALE

DE L'ASSOCIATION DE PRÉVOYANCE ET DE SECOURS MUTUELS

DES MÉDECINS DE L'HÉRAULT

Le 19 Avril 1888

PAR

Le Docteur ALPHONSE JAUMES

PRÉSIDENT DE CETTE ASSOCIATION,
PROFESSEUR DE MÉDECINE LÉGALE A LA FACULTÉ DE MONTPELLIER.

MONTPELLIER
TYPOGRAPHIE ET LITHOGRAPHIE CHARLES BOEHM
ÉDITEUR DU MONTPELLIER MÉDICAL
DE LA GAZETTE HEBDOMADAIRE DES SCIENCES MÉDICALES
10, RUE D'ALGER, 10.

1888

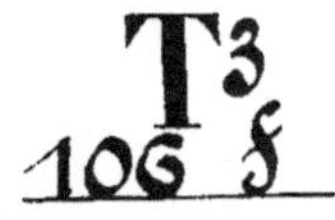

UN
INCIDENT MÉDICO-LÉGAL

NOTE COMMUNIQUÉE A L'ASSEMBLÉE GÉNÉRALE

DE L'ASSOCIATION DE PRÉVOYANCE ET DE SECOURS MUTUELS

DES MÉDECINS DE L'HÉRAULT

Le 19 Avril 1888

PAR

Le Docteur ALPHONSE JAUMES

PRÉSIDENT DE CETTE ASSOCIATION,
PROFESSEUR DE MÉDECINE LÉGALE A LA FACULTÉ DE MONTPELLIER.

MONTPELLIER
TYPOGRAPHIE ET LITHOGRAPHIE CHARLES BOEHM
ÉDITEUR DU MONTPELLIER MÉDICAL
DE LA GAZETTE HEBDOMADAIRE DES SCIENCES MÉDICALES
10, RUE D'ALGER, 10.

1888

UN INCIDENT MÉDICO-LÉGAL

NOTE COMMUNIQUÉE A L'ASSEMBLÉE GÉNÉRALE

DE L'ASSOCIATION DE PRÉVOYANCE ET DE SECOURS MUTUELS

DES MÉDECINS DE L'HÉRAULT

Le 19 Avril 1888

MESSIEURS,

Quelques journaux politiques se sont occupés, à mon insu et contre mon gré, d'un incident sur le compte duquel ils ne possédaient que des renseignements incomplets et, par suite, inexacts.

Ma double qualité de Professeur et de Président de notre Association m'interdit de laisser s'accréditer des interprétations erronées. A ce dernier titre, j'ai le devoir de profiter de l'occasion que m'offre cette réunion générale pour restituer leur véritable physionomie aux faits qui m'ont conduit à une détermination dont vous avez senti la gravité, et vous mettre ainsi à même d'apprécier, en connaissance de cause, ma ligne de conduite.

Vous savez, Messieurs, comment les choses se passent en pratique médico-légale :

Le magistrat confie telle ou telle mission au médecin. Celui-ci, une fois son mandat rempli, dépose un Rapport. Si l'opération dont il a été chargé rentre dans le groupe de celles dont le tarif est fixé par le décret du 18 juin 1811 ; si c'est, en d'autres termes, une autopsie, une visite, le chiffre de ses honoraires se trouvant, par ce fait seul, déterminé d'avance, il n'a pas à en faire mention ; si au contraire cette opération est de celles (analyse chimique d'organes, de produits, recherche de sang, de sperme, etc.) qui comportent des vacations, l'expert médecin consigne à la fin de son Rapport le nombre de vacations par lui consacrées à l'accomplissement de son mandat. Dans ce second cas, les chiffres énoncés sont justiciables de l'appréciation du magistrat.

Parfois, une expertise est l'objet d'un règlement d'honoraires spécial; très souvent, en revanche, le Parquet réunit sur un même *Mémoire* un certain nombre d'affaires distinctes, ayant provoqué l'intervention d'experts différents et représentant une somme totale sur laquelle chaque expert touche la part qui lui revient.

Ces préliminaires vous permettront de me suivre plus aisément dans les détails des deux faits qui ont donné naissance à l'incident.

Il y a quelques semaines, je signais, pour acquit, un Mémoire préalablement approuvé et visé par M. le Juge d'Instruction, par M. le Procureur de la République et par M. le Président du Tribunal. Ce Mémoire réunissait quatre affaires auxquelles avaient coopéré trois experts ; il comprenait en même temps des opérations à tarif fixe (autopsies, examen d'inculpés) et des opérations à vacations (recherche de sang, empoisonnement, analyse chimique de métaux) ; il s'élevait à la somme totale de...

Voici, du reste, comment il est libellé :

«*Examen et autopsie du cadavre de* D..., *examen de l'inculpé* P... *et examen de deux couteaux* : M. JAUMES.

»*Examen des viscères de la femme* B... *et de différentes ma-*»*tières* (Comm. rog. de X...), Affaire B... : MM. JAUMES et MOI-»TESSIER.

»*Examen et autopsie du cadavre de* S... *et examen de l'in-*»*culpé* B... : MM. JAUMES et DUBRUEIL.

»*Analyse de trois pièces de* 20 fr. *fausses et de deux paquets de* »*métal.*, Affaire V... et J... : M. MOITESSIER..

»*Visites*..........................

»*Autopsies*........................

»*Vacations de jour*..................

»*Fournitures suivant la note ci-jointe*....

»*Totaux*.........................»

Quelques mots sur les trois premières affaires, la quatrième concernant exclusivement M. Moitessier :

J'ai exécuté seul l'expertise D... P..., tandis que dans l'affaire S... B..., M. Dubrueil et moi avons opéré en collaboration.

Pourquoi un seul expert dans un cas, deux experts dans l'autre ?

D... ayant été frappé et étant mort sur la voie publique, son cadavre fut directement déposé dans le local que j'ai installé dans les bâtiments de la Faculté et que j'affectais aux autopsies médico-légales.

Au contraire, S..., à la suite de sa lutte avec B..., fut transporté à l'hôpital dans les salles de la Clinique chirurgicale et ne succomba que dans la journée du lendemain. M. le Juge d'Instruction m'avait désigné, seul, pour pratiquer l'autopsie ; sur ma prière, il voulut bien commettre également M. Dubrueil. Les motifs que j'invoquai à l'appui de ma demande étaient multiples.

En principe, lorsqu'un médecin avait déjà *touché* à une affaire que la Justice me faisait l'honneur de me confier, je sollicitais l'adjonction de ce médecin, non seulement par bonne confraternité, mais de plus parce que, cela tombe sous les sens, la collaboration de l'homme de l'art qui a observé le sujet avant la mort, qui a fait les premières constatations, est susceptible de jeter un jour précieux sur les problèmes soulevés par les révélations de l'autopsie.

Dans l'espèce, le rôle du médecin expert, alors surtout que cet expert se trouvait en même temps être professeur à la Faculté de Médecine et professeur de Médecine Légale, avait quelque chose de particulièrement délicat. Vous vous rappelez cette malheureuse affaire : Un des nôtres avait, dans une rixe, porté un coup mortel à son adversaire. Mon désir de partager avec un Collègue la responsabilité d'une expertise dont l'opinion publique, surexcitée, escomptait peut-être, par avance, les conclusions dans un sens peu favorable à l'impartialité de la science, n'était-il pas bien naturel ?

Je passe à l'affaire d'empoisonnement.

Le 16 octobre dernier, M. le Juge d'Instruction de Montpellier nous commettait, M. Moitessier et moi, à l'effet d'exécuter une commission rogatoire de son Collègue de X...

Une femme B... étant décédée « le 26 juillet 1887 », et « certains indices » faisant présumer qu'elle avait été victime d'un empoisonnement, nous avions à rechercher dans les organes (estomac, intestin, foie, rate, vessie) et dans des râclures de briques les « traces d'un poison quelconque, d'une substance qui puisse »donner la mort ».

L'examen des organes, très altérés par la putréfaction, ne révéla l'existence d'aucune lésion significative.

Ne possédant de renseignements ni sur les symptômes présentés par le sujet avant sa mort, ni sur les résultats de l'autopsie, ni sur les substances dont les témoignages ou les perquisitions pouvaient faire présumer l'emploi, nous priâmes M. le Juge d'Instruction de nous édifier sur ces divers points, dans la mesure du possible. Nous reçûmes la réponse suivante: « L'autopsie de la »femme B... faite deux mois après la mort... n'a révélé aucune »lésion et les médecins qui y ont procédé n'ont trouvé aucun in»dice pour constater la cause de la mort. Le médecin qui a soigné »cette femme pendant sa dernière maladie la traitait pour une »bronchite chronique au sujet de laquelle il l'avait soignée d'autres »fois. Au bout de trois ou quatre jours et le 20 juillet, des phé»nomènes d'asystolie violents se manifestèrent. Le médecin crut »qu'un caillot de sang s'était formé dans le cœur droit. Le foie »prit un volume considérable dû à la congestion. La malade eut »des défaillances et quelques coliques légères sans diarrhée au »début. Devant ces phénomènes assez anormaux, ce médecin se »demanda un moment s'il ne se trouvait pas en présence d'un »crime et si cette femme n'avait pas été empoisonnée par l'arse»nic. D'après le dire de quelques témoins, la femme B... a eu des »vomissements et de la diarrhée pendant sa maladie ; mais on n'a »pas pu recueillir ces déjections, on n'a trouvé aucune substance »toxique chez l'inculpé.»

Nous dirigeâmes alors nos recherches du côté de l'arsenic et des poisons métalliques. Les opérations exécutées successivement sur les divers organes aboutirent uniquement à la découverte d'une minime quantité de cuivre physiologique. L'analyse des râclures du pavé ne décela l'existence d'aucune substance toxique.

Nous écrivimes à M. le Juge d'Instruction pour l'informer du résultat négatif des opérations déjà accomplies, et pour le prier de vouloir bien nous dire si nous devions poursuivre ou nous arrêter. Nous ajoutions : Nos recherches « ne pourraient actuellement »avoir pour objet que la découverte des alcaloïdes ; or, nous esti»mons que, pour plusieurs motifs, entre autres le long intervalle »de temps écoulé entre la mort et l'expertise, les opérations aux»quelles nous devrions nous livrer auraient peu de chances d'abou»tir à un résultat utile». M. le Juge d'Instruction nous invita à continuer. En conséquence, nous instituâmes, dans le sens indiqué ci-dessus, de nouvelles recherches ; elles ne décelèrent que l'existence de ptomaïnes.

En résumé, cette expertise, accomplie dans des conditions défavorables (date éloignée de la mort, absence de renseignements, etc.) nous avait fait parcourir le domaine entier de la toxicologie. De plus, remarquez-le, nous avions eu le soin de prévenir le Parquet de l'insuccès probable de la deuxième série de nos opérations.

Je reviens au Mémoire que nous avons laissé plus haut, approuvé, visé par MM. les Magistrats de première Instance et revêtu de nos trois signatures.

Jusque-là, ces formalités remplies, nous touchions les honoraires au bout de quelques jours.

Cette fois, il n'en fut pas de même. J'appris que ce Mémoire avait été frappé d'une réduction. Il porte en effet l'annotation suivante :

« Vu et approuvé, mais pour la somme de...... seulement.
»Montpellier, le..... P. le Procureur Général, *signature.* »

Ma surprise fut grande et douloureuse. Depuis quatorze ans que j'avais l'honneur de figurer parmi les auxiliaires de la Justice criminelle, jamais une telle mesure ne m'avait été infligée, et je m'en croyais formellement préservé.

En effet, Messieurs, malgré la règle que je m'étais imposée de n'émettre que des prétentions discrètes, je comprenais parfaitement qu'en telle ou telle occurrence ces prétentions pussent paraître exagérées. Aussi, au cas d'un désaccord de cette nature, avais-je prié MM. les Magistrats de me communiquer officieusement leurs observations, les prévenant d'avance que si je ne parvenais pas à les convaincre de la légitimité de mes demandes, j'acceptais d'ores et déjà l'atténuation de 10, 30, 50, 100 % même, qui leur paraîtrait désirable. Mais, en retour, je les suppliais de m'épargner le déboire, l'humiliation, le mot n'est pas trop fort, d'une réduction officielle. Et, de fait, j'ai la satisfaction de pouvoir le dire, jamais, durant ces quatorze ans, les questions d'argent n'avaient suscité l'ombre d'une difficulté, n'avaient provoqué de la part de MM. les Magistrats du Parquet aucune observation.

Cette mesure, si imprévue, n'atteignait, vous comprenez pourquoi, que M. Moitessier et moi. Nous nous rendîmes ensemble chez M. le Juge d'Instruction. Dans l'entretien que nous eûmes avec ce magistrat, et auquel assistait M. le Substitut faisant fonction de Procureur de la République, nous développâmes des considérations dont vous devinez le sens.

Bien que, dans l'espèce, nos demandes ne nous parussent pas mériter le reproche d'être exagérées, nous nous inclinions devant l'appréciation de l'autorité judiciaire. La question matérielle, de *quantum* d'honoraires, n'existait donc pas à nos yeux. Mais, en revanche, nous insistions sur ce fait que la mesure dont nous étions l'objet, par suite des conditions où elle nous était imposée, mettait notre dignité en jeu ; — nous ajoutions que, dans ces conditions, accepter des honoraires réduits par décision officielle serait de notre part l'aveu implicite d'un calcul que nous n'avions jamais fait, que nous ne ferions jamais ; que par conséquent nous ne toucherions pas la somme qui nous était allouée ; — nous terminions enfin en déclarant que si nous avions des motifs suffisants de penser que la mesure actuelle, ne représentant pas un fait isolé, accidentel, méritait d'être considérée comme l'indice d'un changement si complet, si profond dans les dispositions de l'autorité judiciaire à notre égard, nous nous verrions contraints de renoncer à toute expertise à l'avenir.

J'eus, à diverses reprises, ultérieurement, occasion de revenir sur ce même sujet. C'est pendant ces pourparlers que surgit le second fait.

Vers le milieu d'octobre 1887, M. le Juge d'Instruction de... nous donna mission, à M. Mairet et à moi, de déterminer l'état mental du sieur X..., âgé de 36 ans, inculpé d'abus de confiance.

L'ordonnance qui traçait notre mandat ajoutait : « Cet inculpé »fut arrêté et placé sous mandat de dépôt à la maison d'arrêt »de....., le 2 mars 1887. Six jours après, un des gardiens ayant »cru remarquer que ce détenu avait des hallucinations, M. le Dr Y..., »médecin des prisons de......, fut appelé à donner son avis sur »l'état de X... et fit un Rapport ci-joint, duquel il résulte que »l'inculpé avait eu un accès de folie et qu'une détention plus »longtemps prolongée pourrait avoir les plus graves conséquences »pour son intelligence et même pour sa vie. Immédiatement, et le »8 mars 1887, X... fut mis en liberté provisoire. »

Cet inculpé, en liberté, fut, sur notre prière, conduit à Montpellier, où il s'installa dans un appartement avec sa famille.

Je n'insisterai pas sur ce qu'avaient de défectueux, par cela seul, les conditions dans lesquelles nous étions appelés à remplir notre mandat. Nous ne pouvions faire au sujet que des visites multipliées, imprévues, prolongées, dans la mesure du possible, mais nous ne possédions aucun moyen d'exercer sur lui cette surveillance incessante à laquelle sont soumis les prévenus placés en observation dans un Asile ; nous n'avions sur sa manière d'être, en dehors de notre présence, que les renseignements qui nous venaient des membres de sa famille ; il pouvait aller et venir à son gré, communiquer directement ou par correspondance avec qui bon lui semblait, etc.

Bien mieux, cet inculpé est parent très rapproché d'un médecin qui s'est spécialement occupé des maladies mentales, et ce médecin est à son tour le parent du docteur Y..., médecin des prisons de......, au certificat duquel l'inculpé devait sa mise en liberté.

Je proclame hautement les sentiments d'estime que M. Mairet et moi professons pour ces très honorables Confrères. N'est-il pas vrai, néanmoins, que l'ensemble des circonstances au milieu desquelles nous avions à manœuvrer nous imposait plus strictement que jamais le devoir de faire abstraction de toute considération de personne, de nous tenir en garde contre l'éventualité d'une simulation, et nous privait en même temps des ressources que l'expert met ordinairement à profit pour déjouer des tentatives de ce genre?

Nous fîmes de notre mieux. Nous recueillîmes peu à peu les éléments d'une appréciation raisonnée; mais, à titre de contrôle et pour étayer par un surcroît de preuves le bien-fondé de nos conclusions, nous engageâmes la famille à ramener le sujet dans son domicile, avec l'arrière-pensée de le soumettre à un examen ultérieur.

Au bout de quelque temps, nous écrivîmes pour qu'on le reconduisît à Montpellier. Il nous fut répondu que c'était impossible, qu'on avait essayé de le mettre en voiture et qu'on avait dû y renoncer.

Nous n'avions pas à hésiter, nous nous rendîmes dans cette localité, située à plus de 40 kilomètres de Montpellier.

Nous fûmes accueillis par une scène de violence: le sujet se précipita sur nous, brisa des meubles, etc.

Rassurez-vous, Messieurs, je ne me donnerai pas le ridicule de nous ériger en héros, en martyrs du devoir. Le seul sérieusement maltraité, je le confesse, fut un de nos chapeaux, qui se releva difficilement des pressions subies dans la mêlée.

Mais nous étions édifiés : la maladie avait évolué conformément aux lois de la clinique; les conceptions délirantes, jusque-là un peu vagues, s'étaient précisées, fixées; nous étions devenus les ennemis, les persécuteurs; les phénomènes physiques étaient de ceux qu'on ne simule pas.

Nous regagnâmes Montpellier en nous félicitant de pouvoir offrir à la Justice des conclusions fermes, basées sur un diagnostic nettement établi.

Le Rapport rédigé, déposé, on nous fit signer, pour acquit, les Mémoires. . . . ; et pendant les pourparlers dont je vous entretenais plus haut, à l'occasion du premier fait, nous reçûmes:

1° Une lettre de M. le Procureur de la République de Montpellier :

«Monsieur, j'ai l'honneur de vous informer que j'ai reçu de mon »Collègue de..... une lettre par laquelle il me prie de vous faire »connaître que M. le Procureur Général s'est refusé à viser le »Mémoire que vous et M. Mairet avez présenté pour l'examen »de l'état mental de l'inculpé X... Je vous prie, Monsieur, de »vouloir bien agréer, etc.»

2° Communication d'une lettre de M. le Juge d'Instruction de ..... à M. le Juge d'Instruction de Montpellier :

«Monsieur le Juge d'Instruction, j'ai l'honneur de vous re- »tourner les Mémoires produits par M. Mairet, professeur à la »Faculté de Médecine de Montpellier, dans l'affaire du nommé »X...; ceux produits, dans la même affaire, par M. le professeur »Jaumes n'ont pas été transmis de la Cour au Parquet de..... »M. le Procureur Général a refusé de revêtir de son visa les Mé- »moires dont il s'agit, les motifs pris de ce que la nécessité de »l'expertise médico-légale confiée à ces deux médecins ne lui pa- »raissait pas suffisamment justifiée. Agréez, Monsieur le Juge »d'Instruction, etc.»

Ainsi, le produit de notre travail, de nos efforts, était anéanti, considéré comme non avenu ; nos dérangements, notre déplacement, nos déboursés, étaient comptés pour rien. Une pareille mesure avait déjà par elle-même quelque chose de pénible pour nous, on en conviendra. M. le Procureur Général ne la faisant précéder, ne l'accompagnant d'aucune démarche destinée à prévenir, à atténuer, au moins après coup, l'impression que nous devions nécessairement en ressentir, elle devenait blessante.

La preuve était surabondamment faite. En conséquence, je priai M. le Juge d'Instruction et M. le Procureur de la République d'accueillir l'expression de mes regrets, de ma gratitude pour les constants témoignages de leur bienveillante courtoisie, et de vouloir bien, dorénavant, ne plus me confier aucune opération médicolégale.

On a parlé de conflit. Je répudie la pensée et l'expression. Qui dit conflit, dit lutte. Or je n'y ai pas songé un instant. Quand il m'a été démontré que l'autorité judiciaire, rompant avec les errements jusqu'alors en usage et dont je conserverai toujours un souvenir reconnaissant, inaugurait une manière — à laquelle je ne saurais souscrire — d'entendre ses relations avec la médecine légale, je me suis effacé : Voilà tout.

Telles sont, Messieurs, les explications que je vous devais. Vous aviez le droit de savoir si votre Président a bien ou mal servi la cause de la dignité professionnelle. Je vous ai soumis, sans exagération, sans réticences, les éléments d'appréciation.

www.ingramcontent.com/pod-product-compliance
Lightning Source LLC
LaVergne TN
LVHW050521160826
845677LV00004B/1250

9782329631127